Springer-Verlag Wien GmbH

In Verbindung mit den Büchern der Ärztlichen Praxis und nach den gleichen Grundsätzen redigiert, erscheint die Monatsschrift

Die Ärztliche Praxis

Unter steter Bedachtnahme auf den in der Praxis stehenden Arzt bietet sie aus zuverlässigen Quellen sicheres Wissen und berichtet in kurzer und klarer Darstellung über alle Fortschritte, die für die ärztliche Praxis von unmittelbarer Bedeutung sind.

Der Inhalt des Blattes gliedert sich in folgende Gruppen:

<u>Originalbeiträge</u>: Diagnostik und Therapie eines bestimmten Krankheitsbildes werden durch erfahrene Fachärzte nach dem neuesten Stand des Wissens zusammenfassend dargestellt.

<u>Fortbildungskurse</u>: Die internationalen Fortbildungskurse der Wiener medizinischen Fakultät teils in Artikeln, teils in Eigenberichten der Vortragenden. Das Gesamtgebiet der Medizin gelangt im Turnus zur Darstellung.

<u>Seminarabende</u>: Dieser Teil gibt die Aussprache angesehener Spezialisten mit einem Auditorium von praktischen Ärzten wieder.

<u>Neuere Untersuchungsmethoden</u>: Die Rubrik macht mit den neueren, für die Praxis geeigneten Untersuchungsmethoden vertraut.

<u>Aus neuen Büchern</u>: Interessante und in sich abgeschlossene Abschnitte aus der neuesten medizinischen Literatur.

<u>Zeitschriftenschau</u>: Klar gefaßte Referate sorgen dafür, daß dem Leser nichts für die Praxis Belangreiches aus der medizinischen Fachpresse entgeht.

<u>Der Fragedienst</u> vermittelt jedem Abonnenten in schwierigen Fällen, kostenfrei und vertraulich, den Rat erfahrener Spezialärzte auf brieflichem Wege. Eine Auswahl der Fragen wird ohne Nennung des Einsenders veröffentlicht.

Die Ärztliche Praxis kostet im Halbjahr zurzeit Reichsmark 3,60 zuzüglich der Versandgebühren.

Alle Ärzte, welche die Zeitschrift noch nicht näher kennen, werden eingeladen, Ansichtshefte zu verlangen.

Innerhalb Österreich wird die Zeitschrift nur in Verbindung mit den amtlichen „Mitteilungen des Volksgesundheitsamtes" ausgegeben.

KRAMPFADERN

VON

PRIVATDOZENT Dr. **LUDWIG MOSZKOWICZ**
WIEN

MIT 6 TEXTABBILDUNGEN

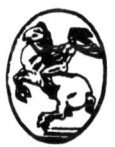

SPRINGER-VERLAG WIEN GMBH 1930

ISBN 978-3-662-40653-3   ISBN 978-3-662-41133-9 (eBook)
DOI 10.1007/978-3-662-41133-9

ALLE RECHTE, INSBESONDERE DAS DER ÜBERSETZUNG
IN FREMDE SPRACHEN, VORBEHALTEN.
COPYRIGHT 1930 BY SPRINGER-VERLAG WIEN
URSPRÜNGLICH ERSCHIENEN BEI JULIUS SPRINGER IN VIENNA 1930

Vorwort.

Das scheinbar harmlose Krampfaderleiden wird lästig durch seine Nachkrankheiten (Ulcus cruris, Phlebitis usw.), es gefährdet das Leben durch plötzliche Embolien, die namentlich nach Operationen oder nach Graviditäten ein gefürchtetes Ereignis sind. Nur prophylaktische Behandlung in den Frühstadien kann diesen schweren Folgen vorbeugen. Die ambulatorische Behandlung der Krampfadern mit Injektion verödender Flüssigkeiten hat in den letzten Jahren große Fortschritte gemacht. Das große Interesse, das Ärzte und Patienten dem Gegenstande zuwenden, ließ es geraten erscheinen, in knapper Darstellung das Wichtigste über das Leiden und seine Behandlung mitzuteilen, wobei auch die operativen Methoden, die in gewissen Fällen nicht zu umgehen sind, berücksichtigt wurden.

W i e n, im März 1930.

Moszkowicz.

Inhaltsverzeichnis.

	Seite
Anatomische Vorbemerkungen	1
Physiologisches über die Blutströmung in den Beinvenen	1
Ätiologie der Krampfadern	3
Pathologie	4
Diagnose	8
Therapie	10
1. Die perkutane Injektionsbehandlung	12
2. Ligatur kombiniert mit Injektion	19
3. Die operative Ausrottung der Krampfadern	22
4. Die Behandlung der Folgekrankheiten	26
Ulcus cruris	26
Rezidivierende Thrombophlebitis	30
Lungenembolie	32
Elephantiasis	32
Kritische Schlußbemerkungen	33

Anatomische Vorbemerkungen.

Krampfadern sind durch Überdehnung entstandene Erweiterungen der subkutanen Venen der unteren Extremität. Viel seltener sind die Venen der unteren Bauchgegend, der großen Labien oder des Skrotums und des Plexus spermaticus variköa erweitert. Die subkutanen Venen des Beines bilden ein Netz (Abbildung 1), in welchem typischerweise zwei größere Venenstämme besonders stark entwickelt sind, die S a p h e n a m a g n a, welche, am inneren Knöchel beginnend, an der Innenseite des Unter- und Oberschenkels aufsteigt und unterhalb des Poupartschen Leistenbandes in der Fovea ovalis in die Vena femoralis einmündet, und die S a p h e n a p a r v a, welche, am äußeren Knöchel beginnend, an der Hinterseite des Unterschenkels verläuft und in der Kniekehle in die Vena poplitea einmündet. Beide Venen anastomosieren miteinander vielfach am Unterschenkel und haben außer den erwähnten Einmündungsstellen vielfache Verbindungsäste zu den tiefen Venen. Es gibt jedoch wie bei allen Venen eine Unzahl von Varianten, z. B. eine doppelte Saphena magna oder eine große Vene an der Hinterseite des Oberschenkels oder eine schräg an der Vorderseite des Oberschenkels verlaufende Vene usf.

Physiologisches über die Blutströmung in den Beinvenen.

Die Rückbeförderung des Blutes aus den Venen der unteren Extremität zum Herzen ist schon unter normalen Umständen nicht einfach. Man darf sich nicht vorstellen, daß das Blut wie die Flüssigkeit in einem starren U-Rohr nach dem Gesetze der kommunizierenden Gefäße in beiden Schenkeln gleich steht. Denn die Blutgefäße sind nicht starre, sondern elastische Röhren, deren Weite überdies von nervösen Einflüssen abhängig ist. Ferner ist zwischen die Arterien und Venen ein Kapillarsystem eingeschaltet, das zwar, wenn man die Querschnitte aller Kapillaren addiert, die Weite der zuführenden Arterie 500fach übertrifft, aber infolge der Enge der einzelnen Kapillaren doch als Schranke wirkt, an der sich die treibende Kraft des Herzens bricht. Jenseits dieses Hindernisses, im Gebiete der kleinen Venen, aus denen das Blut in die großen Venen fortgeleitet wird, müssen neue Kräfte wirksam werden, um das Blut herzwärts zu treiben. Die in den Venen nachweisbaren K l a p p e n (Abbildung 2), welche so angeordnet sind, daß das Blut gegen das Herz zu strömen kann, aber nicht zurück, beweisen uns, daß es langsam und nicht stetig wirkende Kräfte sind, welche sich die Natur für diesen Zweck zunutze macht.

Das Blut steht in den Venen unter einem gewissen D r u c k, der herrührt von der Elastizität der Venenwand und dem Widerstand der umgebenden Gewebe. Jede Steigerung dieses Druckes schiebt ein Stück der Blutsäule aus dem einen zwischen zwei Klappen gelegenen Segment in das nächst höhere herzwärts gelegene. In der Tiefe, wo die Venen zwischen den Muskeln liegen, wirkt jede Muskelbewegung komprimierend auf die Venen. Die subkutanen Venen werden zwischen der straffen Haut und den Muskelfaszien gepreßt und bei jeder Bewegung des Beines rückt auch in ihnen das Blut ein Stück vor, bis es ins Gebiet der Vena iliaca und unter den Einfluß des intraabdominalen Druckes gelangt, der wesentlich von der R e s p i r a t i o n abhängt. Bei tiefer Inspiration erweitert sich der Thorax beträchtlich und saugt wie ein Blasbalg nicht bloß Luft durch die Bronchien, sondern auch Blut durch die beiden Cavae in den Thorax. Gleichzeitig wird durch das Niedersteigen des Zwerchfells zur Zeit der Inspiration der intraabdominale Druck er-

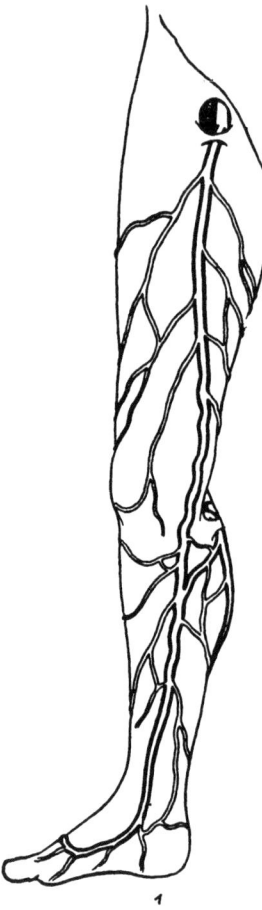

Abbildung 1.
Die Vena saphena magna und parva, sowie ihre Anastomose unterhalb des Kniees sind stärker hervorgehoben.

höht, wodurch ebenfalls die Entleerung der unteren Hohlvene nach dem Herzen zu gefördert, aber allerdings auch der Zustrom neuen Blutes aus den Beinvenen in die abdominellen Venen verhindert wird. Erst in der Phase der Exspiration kann neuerlich Blut ins Abdomen nachströmen. So wirken die verschiedensten Kräfte zusammen, um D r u c k s c h w a n k u n g e n in den Venen zu erzeugen, die mit Hilfe der Venenklappen das Blut langsam und ruckweise gegen das Herz hin zuschieben. Aber eben diese Kompliziertheit des Mechanismus, der auf das genaue Zusammenwirken vieler Faktoren, der Straffheit der Haut, der Elastizität der Venenwand, ausgiebiger Muskelbewegungen und des exakten Schlusses der Venenklappen eingestellt ist, hat zur Folge, daß bei Versagen einzelner dieser Faktoren und unter erschwerenden äußeren Umständen, die mühselige Fortbewegung des Blutstroms (der Schwere entgegen) unvollkommen wird.

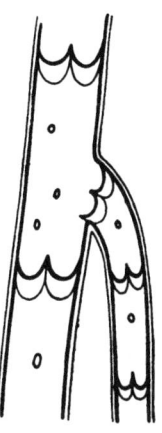

Abbildung 2. Venenklappen.

Aetiologie der Krampfadern.

Das Leiden gehört zweifellos zu jenen, welche auf d i e a u f r e c h t e H a l t u n g d e s M e n s c h e n zurückgeführt werden können. Die geänderte Körperhaltung hat namentlich die unteren Extremitäten, die Wirbelsäule und die Eingeweide unter ganz neue Belastungsverhältnisse gebracht und stellt an verschiedene Organe und Gewebe Anforderungen, denen sie (wenigstens bei einem Teile der Menschen) noch immer nicht vollkommen angepaßt sind. Dieselbe Unzulänglichkeit der Gewebe, welche sich in der Erweiterung der Beinvenen kundgibt, zeigt sich an demselben Individuum oft in anderen sog. „Belastungsdeformitäten": Plattfuß, Skoliose, Ptosen der Eingeweide.

Zweifellos wirkt auch eine a n g e b o r e n e S c h w ä c h e der Venenwand disponierend, wobei es aber auffallen muß, daß einmal beide Beine erkranken, dann wieder nur das eine. Meistens sind die Venen der Unterschenkel stärker erweitert, doch findet man auch Fälle, in denen die Erweiterung nur am Oberschenkel besonders ausgebildet ist, oft betrifft sie die typischen Hauptstämme der Saphena magna und parva, doch ist nicht selten eine Ausdehnung ganz abnorm verlaufender Venen zu sehen, wie überhaupt die Regellosigkeit des ganzen Krankheitsbildes bemerkenswert ist. Das Leiden befällt häufiger das weibliche Geschlecht und Vieles deutet darauf hin, daß die Geschlechtsfunktion vielleicht h o r m o n a l auf die Entwicklung des Venennetzes einwirkt. In der Gravidität entwickeln sich bei vielen Frauen die Venen der Beine schon zu einer Zeit, da die Größe des Uterus noch nicht durch Kompression der abdominellen Venen wirksam sein kann. Man kann also annehmen, daß die im Blute der Schwangeren zirkulierenden Wachstumshormone (Hypophysenvorderlappen- und Sexualhormon), die das Wachstum des Uterus und seiner Blutgefäße fördern, auch auf die Gefäße der unteren Extremität in ähnlichem Sinne einwirken. Dafür spricht auch der Umstand, daß von vielen Frauen auch vor dem Eintritt der Menses ein Gefühl der Völle in den unteren Extremitäten angegeben wird und daß bei solchen Frauen, welche an Krampfadern leiden, eine deutliche Verschlimmerung aller Beschwerden im Praemenstruum zu beobachten ist. Von Männern, die an Krampfadern leiden, hört man oft die Angabe, daß sie ihre Krankheit von der Mutter geerbt hätten. So spricht manches dafür, daß bei der Entstehung des Leidens eine k o n s t i t u t i o n e l l e Anlage mit im Spiele ist, die bei Frauen leichter zur Entwicklung kommt; bei Mädchen tritt sie erst einige Zeit nach der Pubertät in Erscheinung. Es sind unter den Frauen namentlich die untersetzten, zur Fettleibigkeit neigenden Typen, welche an Krampfadern erkranken. Bei Männern sind es dagegen eher die hochaufgeschossenen, schlanken Typen, die das Leiden befällt, und zwar meistens erst in der Zeit starker Beanspruchung durch Stehen und Laufen im Beruf und beim Sport. Überdies sind die Krampfadern eine ausgesprochene Berufskrankheit, die namentlich unter Köchinnen, Ladenmädchen, Kellnern, Dienern, aber auch unter Ärzten und Pflegerinnen ihre Opfer sucht. Man erkennt deutlich, daß namentlich ein Übermaß an Stehen schädlich wirkt. So sehen wir hier ein typisches Beispiel dafür, daß eine Anlage erst im Laufe des Lebens realisiert wird, wenn gewisse äußere Schädlichkeiten einwirken.

Pathologie.

Ist infolge angeborener Schwäche der Bindegewebe die Haut schlaff, die Venenwand nachgiebig, so wird bei längerem Stehen eine Stagnation des Blutes eintreten. Die Venen werden gedehnt und die Klappen werden infolge der Verbreiterung des Lumens allmählich ihre Schlußfähigkeit verlieren. Daß dies so ist, davon können wir uns durch folgenden Versuch an Krampfadern leicht überzeugen. Streift man nämlich mit dem Finger am liegenden Kranken das Blut proximalwärts aus einer Vene aus und läßt den Patienten dann aufstehen, während die Kompression der Vene anhält, so bemerkt man, daß sich paradoxerweise die Vene nicht von der Peripherie her, sondern erst wieder vom Zentrum her füllt, wenn man mit der Kompression aufhört. Man sieht das Blut von oben einschießen und sich in den Venen bis an den Fuß hin ausbreiten; die Klappen sind also nicht imstande, die Blutwelle aufzuhalten (Trendelenburgsches Zeichen). Am liegenden Kranken werden die Venen blutleer, bei leichter Hochlagerung des Beines sieht man sogar den Venen entsprechend an der Haut Rinnen auftreten. Wenn sich dann der Kranke im Bett aufrichtet oder hustet oder lacht, so sieht man infolge der plötzlichen Steigerung des intraabdominalen Druckes eine Blutwelle peripheriewärts in den Venen ablaufen. Auch durch eingeschaltete Glasröhren konnte man nachweisen, daß der Blutstrom am stehenden Menschen in den erweiterten oberflächlichen Hautvenen von oben nach unten, also distalwärts gerichtet ist. Nur in den tiefen Venen strömt also das Blut unter dem Drucke der umgebenden Muskulatur zentralwärts, in den oberflächlichen Venen dagegen ist die Stromrichtung im Stehen umgekehrt.

Die Klappen, welche am Abgange der Verbindungsäste zwischen oberflächlichen und tiefen Venen liegen, lassen normalerweise das Blut nur aus den oberflächlichen Venen in die tiefen fließen. Durch Überdehnung werden, wie auch Nobl annimmt, diese Venenklappen insuffizient. Das Blut kann dann aus den tiefen Venen in die subkutanen abfließen, wodurch wieder ein Teil des Blutes dem Rücktransporte zum Herzen entzogen ist. Es entsteht ein Circulus vitiosus, der dieselbe Blutmenge immer wieder von der Tiefe zur Oberfläche zirkulieren läßt, wo es nun stundenlang stagniert, bis das Gefühl der Blutüberfüllung in den Beinen den Kranken unerträglich wird und sie zwingt, sich zu setzen oder hinzulegen und so die überdehnten Venen zu entleeren. Die Gewebe einer solchen Extremität stehen dauernd unter einer venösen Hyperaemie, was ja den Stoffwechsel grundlegend ändert. Die Gewebe sind mit Kohlensäure und anderen Abbauprodukten überladen und sind nicht bloß wegen der Blutstauung, sondern infolge einer Art von Vergiftung weniger widerstandsfähig gegen die normalen Traumen. Durch Ruptur der kleinsten Gefäßchen entstehen P e t e c c h i e n, die dann unter Hinterlassung von Pigmentflecken resorbiert werden. Die Cutis wird an manchen Stellen durch den Druck der erweiterten Venen papierdünn; im allgemeinen jedoch wirkt die Stauung als Anregung zu Bindegewebsneubildung, stärkerer Verhornung der Epidermis. Auf jede geringste Schädigung reagiert die Haut dieser Beine mit E n t z ü n d u n g. Ekzeme, erodierende und impetiginöse, sowie Follikulitiden hinterlassen dauernde Spuren. Je länger das Leiden anhält, desto schwerer werden die Veränderungen der Haut. Sie wird kühl, bläulich oder infolge der Pigmentierungen bräunlich verfärbt, marmoriert, manchmal ist sie grauschwärzlich. Mitunter kommt es in späten Stadien zu Atrophie der Haut, meistens ist sie aber durch Bindegewebswucherungen sklerotisch verändert und Ekzeme und Kratzeffekte schaffen Eingangspforten für I n f e k t i o n e n. Lymphangitiden, Erysipel ergreifen große Strecken der Extremität. Gelangt die Infektion an die Venenwand, so kommt es zu T h r o m b o s e n an den geschädigten Intimastellen, später zu entzündlicher Veränderung weiter Strecken der Venenwand, P h l e b i t i d e n, die ja in der Regel mit infektiöser Thrombose kombiniert sind und, indem sie die Venenwand durchbrechen, in A b s z e ß b i l d u n g enden. Hat einmal in dem venösen Stauungsgebiet die bakterielle Invasion stattgefunden, dann ist es schwer, die Infektion ganz zu beseitigen, sie bleibt stets latent bestehen. Unter Bettruhe, Umschlägen beruhigt sich die Entzündung, flammt aber von Zeit zu Zeit immer wieder auf. Die chronisch rezidivierenden Entzündungen der Venen und der sie begleitenden Lymphbahnen führen zu einer Verödung der Lymphgefäße, zu Lymphstauung und Bindegewebshyperplasie, wodurch die Beine manchmal monströse Formen annehmen; man spricht dann von E l e p h a n t i a s i s. Bei Fortschreiten der Infektion auf die tiefen Venen kommt es zur Entwicklung von tiefen Muskelabszessen und P l e g m o n e n.

Dauernd schwebt über dem Haupt solcher Kranken die Gefahr einer z e n t r a l f o r t s c h r e i t e n d e n T h r o m b o s e und einer L u n g e n e m b o l i e. Gewöhnlich spielt sich der Vorgang so ab, daß innerhalb einer Vene ein Thrombus rasch zentralwärts wächst und daß sich nun vom obersten Ende des Thrombus ein noch nicht organisiertes, daher nicht festhaftendes Gerinnsel loslöst. Das geschieht bei irgend einer stärkeren Bewegung des Kranken, wenn er aufsteht oder wenn ihm z. B. die Leibschüssel gereicht wird, manchmal auch infolge einer Aufregung. Das Gerinnsel wandert schnell durch die untere Hohlvene in die rechte Vorkammer und Kammer und wird mit dem nächsten Herzschlag in die große Lungenarterie geschleudert. Ist es groß, so entsteht der charakteristische „reitende Embolus", der zum Teil in dem linken, zum Teil in dem rechten Aste der Lungenarterie steckt. Sind beide Äste vollkommen verlegt, so erfolgt der Tod sofort durch E r s t i c k u n g. Kleinere Gerinnsel verlegen nur kleine Teile der Pulmonalarterie; sie können, wenn der Schock nicht zu stark war und daher der Kranke am Leben bleibt, allmählich organisiert und resorbiert werden. Klinisch bietet sich das Bild des L u n g e n i n f a r k t e s. Bei offenem Foramen ovale kann ein Thrombus auch aus der rechten Vorkammer in die linke Vorkammer und von da in den großen Kreislauf gelangen und in irgend einem Organe als Embolus zerstörend wirken. Besonders schlimm ist es, wenn die Emboli infiziert sind. Die Möglichkeit so fataler Ereignisse ist namentlich dann in Betracht zu ziehen, wenn Menschen, die mit Krampfadern behaftet sind, sich einer größeren Operation unterziehen müssen (besonders bei Myom- und Prostataoperationen) oder wenn sie infolge eines Unfalls längere Zeit bettlägerig sein müssen und so eine Stagnation des Blutes in den Beinvenen unvermeidlich ist. Die Neigung zu Thrombosen wird in neuerer Zeit auch mit einer bestimmten konstitutionellen Anlage in Verbindung gebracht, doch sind unsere Kenntnisse auf diesem Gebiet noch sehr lückenhaft. Sicher scheint nur zu sein, daß Thrombosen bei überernährten Individuen und bei solchen mit debilem Herzen besonders leicht zustandekommen.

Als Symptom der Stoffwechselstörung tritt nicht selten O n y c h o g r y p h o s i s auf, d. h. eine krallenartige Entwicklung des Nagels an einer oder mehreren Zehen. Entfernt man den Nagel, so weist der nachwachsende Nagel sehr bald wieder die gleiche Deformität auf, man muß daher die Matrix des Nagels entfernen, um die lästige Anomalie zu beseitigen.

Eine der schlimmsten Komplikationen des Krampfaderleidens ist das c h r o n i s c h e F u ß g e s c h w ü r (Ulcus cruris). Es entsteht nur selten durch Varixruptur, ein Ereignis, das durch eine profuse Blutung den Kranken meistens sehr erschreckt, das aber relativ harmlos ist, da ein einfacher Kompressionsverband die Blutung rasch stillt. Das Fußgeschwür bildet sich vielmehr in der Regel auf die Weise, daß durch Thrombose oder Phlebitis ein Venenkonvolut verödet und das entzündliche Infiltrat infolge der hochgradigen Gewebsschädigung zur Einschmelzung kommt. Das zunächst kleine Geschwür wächst rasch durch Zerfall von Haut und subkutanem Gewebe in seiner Nachbarschaft und ergreift bei unzulänglicher Behandlung bald große Strecken des Unterschenkels. Es kommt am häufigsten an den Knöcheln und an der vorderen Tibiakante vor, in schwersten Fällen umgreift es den ganzen Umfang des Unterschenkels, so daß in früheren Zeiten die Ärzte in der Amputation das einzige Heilmittel sahen. Der gestörte Stoffwechsel zeigt sich am Geschwüre darin, daß die Granulationsbildung im Geschwürsgrunde mangelhaft ist, die Epithelisierung an den Rändern fehlt oder nur an einzelnen Stellen sichtbar wird.

Alles hängt nun von dem Verhalten des Kranken ab und ob es gelingt, die venöse Stase zu beheben. Manchmal sieht man ein Geschwür sich verkleinern, dann wird es über Nacht wieder größer, wenn durch langes Stehen die Gewebe neuerlich geschädigt wurden. Bei diesem oft jahrelang fortgesetzten Spiele werden Rand und Basis des Geschwürs infolge fortschreitender Verödung der Kapillaren und Arteriolae immer narbenähnlicher. Ein solches kallös gewordenes Geschwür ist schwer zu heilen, weil ihm die schlechte Blutzirkulation jede Heilungstendenz nimmt. Wenn am Wundrand immer wieder die Epidermis regeneriert wird, um nach kurzer Zeit immer wieder zu zerfallen, so sind alle Bedingungen geschaffen, unter denen sich ein K a r z i n o m zu entwickeln pflegt. Zum Glücke kommt eine solche blastomatöse Degeneration doch selten zur Beobachtung.

Diagnose.

Man könnte meinen, daß die Diagnose von Krampfadern und ihren Folgezuständen leicht sei; dennoch kommen nicht selten Fehldiagnosen vor. Man lasse sich vor allem durch die Angaben der Kranken nicht irreführen. Diese beziehen oft Schmerzen und Wadenkrämpfe wegen des mißverstandenen Volksausdruckes „Krampfadern" auf einige harmlose, mäßig erweiterte Hautvenen, während der Kundige sofort in einem Plattfuß die Quelle der Schmerzen entdeckt. Nicht selten haben auch sonst erfahrene Praktiker darin geirrt, daß sie oberflächliche oder tiefe Infiltrate sofort als Thrombose erklärten und die Kranken zu mehrwöchentlicher strengster Bettruhe verurteilten, während eine eingehende Untersuchung ergeben hätte, daß die verhärteten Stellen ihrer Lage und Ausdehnung nach gar keine Beziehung zu den Venen hatten. Manchmal fehlt auch jede Spur von Varizen, es handelt sich in diesen Fällen um Lymphangitiden, Erysipel oder Abszesse aus anderer Ursache.

Die U n t e r s u c h u n g der Krampfadern soll womöglich im Stehen vorgenommen werden. Man sieht, wie sich die oberflächlichen Hautvenen allmählich füllen, fühlt sie als prall gespannte kompressible Stränge und tastet sie gegen das Zentrum zu ab, um festzustellen, wie weit sie hinaufreichen und ob sie mit der Saphena magna in der Schenkelbeuge oder mit der Saphena parva in der Kniekehle kommunizieren. Sehr oft besteht ein ausgebreitetes Venennetz, das an vielen Stellen mit den tiefen Venen und mit beiden Venae saphenae in Verbindung steht. Doch kommt es auch vor, daß ganz regellos bald an der Vorderseite, bald hinten ein erweitertes Venenstück zu sehen ist, in einiger Entfernung wieder eines, ohne daß man sich über die Kommunikation der einzelnen Stücke untereinander und mit den Hauptstämmen klar werden könnte. Bei den Operationen sieht man auch oft den Übergang einer ganz engen Vene in eine maximal erweiterte. Auch diese Regellosigkeit legt Zeugnis ab für den angeborenen angiomähnlichen Charakter der Erkrankung, die sich nicht allein als Stauungssymptom erklären läßt.

Die T h r o m b o s e verwandelt die Venen in derbe, längs verlaufende Stränge, über denen die Haut fixiert und oft bläulich oder bräunlich verfärbt ist. Bei phlebitischen Vorgängen sind die Venenstränge viel schmerzhafter und die Haut eher gerötet und ödematös. Den Übergang von der Phlebitis zur Abszeßbildung soll man nicht übersehen. Wenn einmal Fluktuation da ist, soll man so bald als möglich inzidieren.

Bei Fußgeschwüren muß man daran denken, daß ausnahmsweise einmal ein chronisches Ulkus am Unterschenkel auch nicht variköser, sondern spezifisch-infektiöser Natur sein kann; man denke an S y p h i l i s , T u b e r k u l o s e , A k t i n o m y k o s e und wird die Diagnose durch genaue Erhebung der Anamnese, sowie durch die typischen Merkmale dieser Granulationsgeschwülste sichern und durch den Erfolg der spezifischen Behandlung bestätigt finden.

Varixknoten, die in der Schenkelbeuge lokalisiert sind, kann man manchmal schwer von einer Schenkelhernie unterscheiden. Der Knoten wird bei Husten und Pressen größer, er läßt sich unter leichtem Schwirren reponieren und füllt sich langsam wieder. Alle diese Symptome sind bei beiden Leiden ziemlich gleich zu beobachten. Der Erfahrene wird am Gefühle bei der Reposition den Unterschied merken und auch daran denken, daß bei der Schenkelhernie der Bruchsack meistens durch Fettauflagerung verdickt ist, so daß bei der Reposition immer noch ein derbes kugeliges Gebilde, eben der Bruchsack, zurückbleibt, während beim Varix nach dem Auspressen ein deutlicher Gewebsdefekt fühlbar wird.

Unter den Beschwerden der Kranken stehen in den ersten Stadien des Leidens meistens das Gefühl der Hitze und Schwere in den Beinen im Vordergrunde. Die Kranken ermüden leicht und werden in der Arbeit, aber auch in ihren Sonntagsfreuden (Fußwanderungen, Sport) behindert. In späteren Stadien quälen sie lästiges Jucken und alle die Unannehmlichkeiten, die durch Ekzeme, Ulzera, Lymphangitiden, Phlebitiden und Abszesse hervorgerufen werden. Arbeitsunfähigkeit, Qualen aller Art zwingen die Kranken, endlich den Arzt aufzusuchen.

Die fußfreie Kleidermode der Frauen und die viel stärkere sportliche Betätigung beider Geschlechter hat zur Folge, daß die Krampfadern in unseren Tagen viel lästiger empfunden werden als früher. Das alte Vorurteil des Volkes, daß Fußgeschwüre nicht geheilt werden dürfen, da die bösen Säfte sonst an anderer Stelle des Körpers Unheil stiften, beginnt langsam zu schwinden. So ist denn die Zahl der Kranken, welche wegen des „varikösen Symptomenkomplexes" unsere Spitäler und Ordinationen aufsuchen, eine recht beträchtliche. Eine Spitalsbehandlung dieser Massen von Kranken wäre unmöglich. Es ist daher sehr wichtig, daß die Mediziner und Ärzte derzeit viel mehr über dieses alltägliche und folgenschwere Krankheitsbild erfahren als in früheren Zeiten, zumal da die Therapie bei weitem aktiver geworden ist und vor allem die am ambulanten Kranken durchführbaren Methoden bevorzugt werden.

Therapie.

In älteren Zeiten erschöpfte sich die Therapie in Bettruhe und Kompressionsbehandlung der erweiterten Adern. Wir müssen auch jetzt noch davon Gebrauch machen, wenn sich radikalere Methoden aus irgend einem Grunde verbieten. An Stelle der früher gebräuchlichen Flanellbinden bevorzugt man jetzt elastische Binden (Ideal- oder Tetrabinden). Wohlhabenden Kranken kann man auch gewirkte Gummistrümpfe verordnen, die nach Maß angefertigt werden. Am Unterschenkel werden diese Strümpfe von den Kranken angenehm empfunden, solange sie ihre Elastizität bewahren; am Oberschenkel rutschen sie aber leicht ab. Meistens sind die Gummifäden nach etwa drei Monaten überdehnt, so daß neue Strümpfe angeschafft werden müssen. In letzter Zeit liefern unsere medizinischen Warenhäuser auch gewirkte Baumwollstrümpfe von hoher Elastizität, die infolge einer besonderen Art der Maschen durch den Längszug des Strumpfhalters eng an das Bein angepreßt werden und gut komprimieren. Noch besser sollen gewirkte Seidenstrümpfe sein. Für die meistens armen Patienten, die das Hauptkontingent zu der Erkrankung stellen, kommen alle derartigen Behelfe nicht in Betracht. Man empfehle ihnen die elastischen Binden, die gewaschen werden können und weitaus billiger sind.

Doch ist es notwendig, die Kranken das Anlegen der Binde zu lehren. Locker angelegte Binden sind wertlos. Die Binde muß unter Zug angelegt werden. Das muß gelernt sein, damit die Binde eben genügend, nicht zu schwach und nicht zu stark, komprimiere. Gewöhnlich lehrt man die Kranken, die Binde mit Umschlagtouren am Unterschenkel und am Oberschenkel und mittels einer Testudo über das Knie zu legen. Die elastische Binde soll mindestens 4 Querfinger (7—8 Zentimeter) breit sein; noch besser sind breitere Binden, da man dann weniger Umschlagtouren braucht. Eine geschickte Patientin lehrte mich, die Binden ganz ohne Umschlagtour anzulegen: Man beginne am Fußgelenk mit den üblichen Achtertouren, steige am Unterschenkel mit Zirkulärtouren bis an die Wade, wo der konische Bau sonst die Umschlagtouren fordert. Nun lasse man die Binde in der Richtung laufen, in der sie sich glatt legt, bis man ans Knie gelangt. Natürlich bleiben dabei einige Lücken zurück. Diese bedeckt man, indem man nun vom Knie abwärts mit der Binde über die offenen Hautstellen geht. Die Hauptschwierigkeit beginnt, wenn auch am Oberschenkel Krampfadern vorhanden sind. Nur wenige Patienten lernen es, über dem Knie eine richtige Testudo (den üblichen Knieverband, bei dem sich alle Touren in der Kniekehle kreuzen) auszuführen, und am Oberschenkel wollen die Bindentouren niemals haften, sondern kommen immer ins Rutschen. So ist es begreiflich, daß das Verlangen nach radikaler Heilung in solchen Fällen besonders häufig an die Ärzte gestellt wird.

Die ganz kleinen, sternförmig verzweigten Teleangiektasien in den obersten Hautschichten habe ich bisher als Nolimetangere angesehen. Sie sind nach Novak ein weibliches Sexuszeichen und werden von den Frauen manchmal als Schönheitsfehler empfunden. In letzter Zeit wurden Versuche mit Diathermiebehandlung gemacht, worüber aber ein abschließendes Urteil derzeit noch nicht möglich ist.

Bei echten Varizen pflegen wir jetzt sehr bald die radikalen Verfahren in Betracht zu ziehen und haben nur zu entscheiden, für welche der modernen Methoden der Fall geeignet ist. Wir haben die Wahl zwischen

1. der perkutanen Injektionsbehandlung,
2. der Injektionsbehandlung an der bloßgelegten und zentral ligierten Vene,
3. den radikalen operativen Methoden zur Ausrottung der Venen.

1. Die perkutane Injektionsbehandlung.

Diese wurde nach verschiedenen älteren Versuchen erst durch die Dermatologen Linser und Nobl in die Praxis eingeführt. Sie geht von dem Gedanken aus, daß es durch Schädigung der Venenintima gelingen müsse, eine Endophlebitis und dadurch eine Verödung des Venenlumens herbeizuführen. Eine ganz große Zahl von Medikamenten hat sich als intimaschädigend erwiesen; es würde zu weit führen, sie alle aufzuzählen. Weiß doch der Praktiker, wie oft bei den verschiedensten therapeutischen intravenösen Injektionen (Argochrom, Calorose etc.) eine unerwünschte Verödung der Vene zustandekommt, so daß bei jeder folgenden Injektion eine andere Vene verwendet werden muß. Doch gefährlicher als die Verödung ist eine fortschreitende Thrombose und sie wird lebensbedrohend, wenn sich die Gerinnsel leicht losreißen und in den kleinen Kreislauf geraten. Das Problem der Krampfaderbehandlung kann also dahin formuliert werden, daß es darauf ankommt, ein solches intimaschädigendes Mittel anzuwenden, welches nicht eine Gerinnung des Blutes veranlaßt, sondern nur die Venenwand schädigt. Natürlich entsteht an einer intimafreien Stelle der Gefäßwand sehr bald ein

Thrombus. Dieser muß nun so beschaffen sein, daß er an der Venenwand festhaftet und, selbst wenn er eine Strecke im Venenlumen fortschreitet, keine Neigung hat, zu zerfallen und Partikelchen in die Blutbahn wandern zu lassen. Wir müssen dafür dankbar sein, daß es mutigen Ärzten geglückt ist, solche Mittel ohne allzuviele Versuchsopfer ausfindig zu machen. Es wird sich daher empfehlen, die von Linser, Nobl, Sicard angegebenen Mittel anzuwenden und nicht immer neue, von allen möglichen Autoren angepriesene Medikamente zu erproben. Als unzweifelhaft wirksam haben sich die 1—2%ige Sublimatlösung, die 10—20%ige Kochsalzlösung und die 20—30%ige Lösung von Natrium salicylicum (Sicard) bewährt. Von der stärker ätzenden Sublimatlösung werden nur 1—2 Kubikzentimeter, von der Kochsalzlösung 5—10, maximal 20 Kubikzentimeter eingespritzt, und nur, wenn auch diese Mittel versagen, greift man zum Natrium salicylicum, von dem 2—3 Kubikzentimeter zu injizieren sind. Die Operation wäre einfach, wenn nicht die Gefahr bestünde, daß man mit der Kanüle die Hinterwand der Vene durchsticht oder daß sonst ein Zufall das ätzende Medikament nicht ins Venenlumen sondern ins paravenöse Gewebe gelangen läßt. Auch beim Herausziehen der Nadel kann leicht etwas von dem Kanüleninhalt zwischen Vene und Haut gelangen. Leider kommen solche Zufälle manchmal vor, es entstehen perivenöse Entzündungen, ausgedehnte Ödeme, manchmal auch Elterungen und Nekrosen der Haut und der subkutanen Gewebe. Es muß daher betont werden, daß Sublimat-, Natrium-salicylicum- und Kochsalzinjektionen (dazu gehört auch das als Varikophthin bezeichnete Präparat) nur von sehr geübter Hand ausgeführt werden sollten. Es war daher ein großer Fortschritt, als Nobl in den hochprozentigen Zuckerlösungen eine Substanz fand, die zwar die Intima schädigt, aber im paravenösen Gewebe, wenn sie zufällig einmal hineingeraten sollte, keinen Schaden stiftet. Allerdings muß man sagen, daß in einzelnen Fällen die Zuckerlösungen nicht immer den gewünschten Erfolg haben, während die Sublimat- und Kochsalzlösungen selten versagen. Die jetzt in Ampullen von je 10 Kubikmetern im Handel erhältlichen Präparate, 66%iger Traubenzucker (Varikosmon) und 60%iger Invertzucker (Calorose), sind allerdings in der Regel sehr gut wirksam.

Im Gegensatze zu den oft sehr schmerzhaften Kochsalzinjektionen sind die Zuckereinspritzungen an sich schmerzlos.

Erst nach 1—12 Stunden wird die Vene härter, etwas empfindlich, es entwickelt sich ein Thrombus, der oft nur lokal bleibt, manchmal aber auch nach oben und unten weiterschreitet. Man sieht mitunter auch ganz späte Reaktionen, die erst nach Wochen zu vollem Erfolge führen. Je nach der Ausdehnung der Thrombose ist die Wirkung bald nur auf ein kleines Venenstück beschränkt, bald auf ein größeres. So ist begreiflich, daß in dem einen Falle eine einmalige Injektion ein ausgedehntes Venengebiet mit Seitenästen zur Verödung bringt, ein andermal 10—20 und mehr Injektionen notwendig sind, um den gleichen Effekt zu erzielen. Es ist nicht zu vermeiden, daß sich in manchen Fällen die Thrombose sehr rasch auch proximal auf den Oberschenkel ausbreitet. Der Kranke sowohl wie der Arzt werden ein solches Fortschreiten mit Sorgen beobachten. Zum Glück pflegt sich dieser Prozeß rasch zu begrenzen und die Verödung wird dann um so verläßlicher eintreten, je stürmischer die erste entzündliche Reaktion war.

Dennoch gibt es bei solchen Gelegenheiten oft erregte Auseinandersetzungen, wenn ein älterer und ein jüngerer Arzt am Krankenbette zusammentreffen. Die Ärzte der früheren Generation ließen bei dem geringsten Zeichen der Thrombose den Kranken zu Bett bringen und das Bein hochlagern und verboten jede Bewegung. Gerade die erfahrensten Vorkämpfer der Injektionsbehandlung der Krampfadern dagegen vertreten jetzt die Ansicht, daß die Bettruhe überflüssig, ja sogar schädlich sei, während das Umhergehen wegen der gegen die Peripherie gerichteten Stromrichtung des Blutes in den Venen der Propagation der Thrombose gegen das Zentrum geradezu entgegenwirke.

Bezüglich der Technik der Injektion sei folgendes bemerkt: Die Kanüle kann natürlich nur in die gestaute Vene leicht eingestochen werden. Manche Ärzte stechen daher in die am stehenden Kranken prall gefüllte Vene ein und lassen dann erst den Kranken sich niederlegen. Doch scheint es ratsamer, den Kranken bequem auf einen Operationstisch zu legen, die Ferse auf ein Fußbänkchen zu stützen und nun die Füllung der Vene durch eine oberhalb angelegte Staubinde zu erzielen, was beim liegenden Kranken mit zentral gerichteter Blutwelle auch stets gelingt. Hat man einen Assistenten, so läßt man diesen mit einem elastischen Gummischlauch mittels einfacher Schlinge oder durch Torsion des Schlauches die Vene stauen und, wenn die Nadel richtig in der

Vene steckt (Abbildung 3), die Schlinge lockern. Die Flüssigkeit soll in die möglichst blutleere Vene injiziert werden, damit die

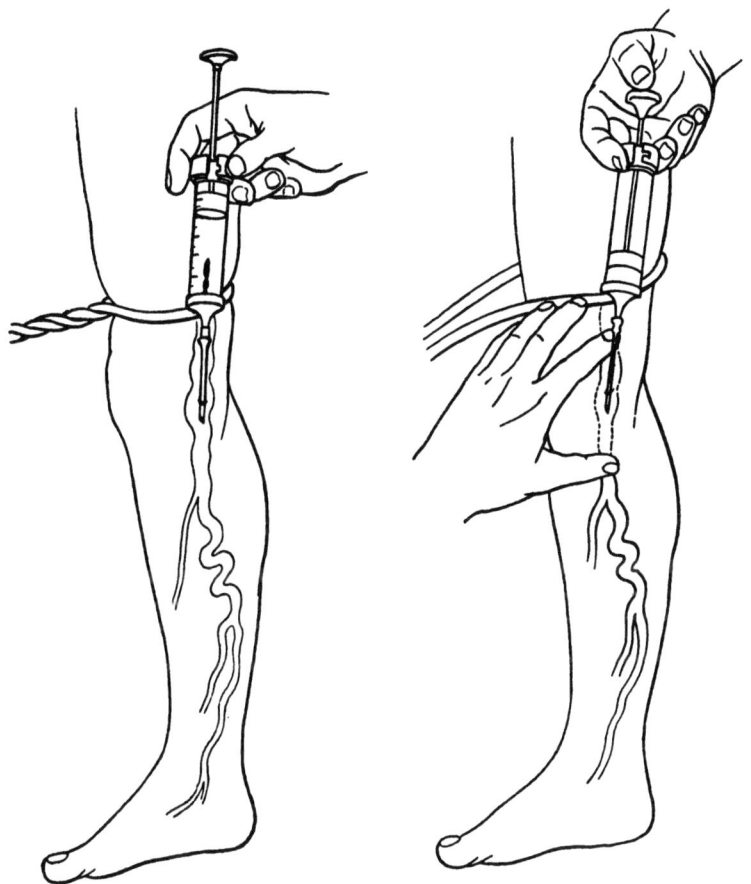

Abbildung 3. Die in der Spritze auftretende kleine Blutsäule läßt erkennen, daß die Kanüle richtig in der Vene sitzt.

Abbildung 4. Die Injektion erfolgt in das durch Fingerdruck entleerte und abgesperrte Venenstück.

Wirkung des Medikamentes nicht durch zu starke Blutverdünnung gemindert werde. Die mit 5 Kubikzentimetern Calorose gefüllte Rekordspritze wird also mit der entsprechenden Kanüle versehen und diese flach in die prall gefüllte Vene eingestochen. Liegt die Kanüle richtig in der Vene, so muß bei leichter Aspiration sofort ein Tropfen Blut in die Zuckerlösung eintreten. Nun wird die Staubinde gelöst, der Operateur streift mit Daumen und Zeigefinger die Vene leer und spritzt in das zwischen seinen gespreizten Fingern komprimierte Venenstück die Lösung ein (Abbildung 4). Die meisten Autoren halten es für wichtig, die Zuckerlösung möglichst lange auf die blutleere Vene einwirken zu lassen, damit der Effekt der Intimaschädigung möglichst intensiv sei und die darauffolgende zirkumskripte Thrombose ein möglichst großes Stück der Vene ergreife. Um dies zu erreichen, wird empfohlen, durch Kompression mit den Fingern die Vene etwa 2—3 Minuten nach der Injektion blutleer zu erhalten. Da dies nicht leicht durchführbar ist, wurden verschiedene Metallringe angegeben, die mittels Bandagen an der Extremität befestigt werden und das exprimierte Venenstück eine Zeitlang blutleer erhalten. Die Apparate werden derzeit an der Wiener dermatologischen Klinik des Professors Arzt erprobt und scheinen sich zu bewähren. Doch haben mir andere erfahrene Ärzte versichert, daß ihnen die besonders intensive Einwirkung der Zuckerlösung gar nicht erwünscht erscheint, daß sie es vorziehen, lieber in einer größeren Zahl von Injektionen durch allmähliche Verödung ihr Ziel zu erreichen, als auf einmal eine größere Thrombose zu erzielen, die zwar rascher die Heilung herbeiführt, aber den Patienten und den Arzt in große Sorgen stürzen kann, weil bei einer Thrombose eben der Grad des Fortschreitens niemals abzuschätzen ist. Fehlt der Assistent, dann muß die Staubinde so beschaffen sein, daß der Operateur nach dem Einstich mit einem Finger der linken Hand die elastische Umschnürung lockern kann. Am besten verwendet man einen der käuflichen Stauapparate, die durch einfachen Druck auf einen Knopf gelöst werden.

Die Wahl der Kanüle hat einige Bedeutung. Dünne Kanülen werden namentlich bei den stärker wirkenden Mitteln (Sublimat, Kochsalz etc.), bevorzugt, da der kleinere Stichkanal weniger leicht die Lösung ins perivenöse Gewebe sickern läßt. Die konsistenteren Zuckerlösungen dagegen erfordern dickere Kanülen. Hier kann das Nachsickern aber auch keinen Schaden stiften. Die Spitze der Nadel sei kurz abgeschrägt, damit man nicht so leicht durch die Hinterwand der Vene hindurchstechen kann. Ein kleiner Wundverband (mit Pflaster oder Mastisol befestigt) deckt die Einstichstelle.

Die sofortige Einwicklung des Fußes mit elastischer Binde und noch besser ein Zinkleimverband fördern durch Kompression der Venen die Verödung, sind aber nicht unbedingt notwendig. Die Kranken können sofort nachhause gehen und werden angewiesen, nicht etwa dauernd im Bett zu liegen sondern ihrer Beschäftigung nachzugehen. Eine Ruhigstellung ist also nicht notwendig und viele Kranke können tatsächlich ihre Arbeit am Tag der Injektion verrichten, als ob nichts geschehen wäre. Gelegentlich kommen aber am zweiten bis dritten Tag Schmerzen an der Injektionsstelle vor, die so stark werden können, daß sie die Kranken doch an ihrer Arbeit hindern.

Die **erste Injektion** wird gewöhnlich an einem zentral gelegenen Varix vorgenommen, da die Erfahrung lehrt, daß nach Verödung der proximalen Anteile eines Venenstammes sehr oft ein großes distales Stück derselben Vene oder auch ihr ganzes Verzweigungsgebiet obliteriert. Man läßt im allgemeinen die Kranken nach einer Woche wieder kommen und stellt dann den Erfolg der ersten Injektion fest, ob die Reaktion genügend war, ob und welche Anastomosen durchgängig geblieben sind. Der weitere Behandlungsplan muß so gestaltet werden, daß an möglichst vielen Stellen alle Kollateralen, die ein Rezidiv verursachen könnten, durch Verödung ausgeschaltet werden. Reagiert die Venenwand ungenügend auf die Injektion, so darf man nicht zu früh den Mut verlieren. In manchen Fällen kommt nach 3—4 Wochen noch eine Spätreaktion und Verödung zustande.

Ist bei wiederholten Injektionen mit der Zuckerlösung kein Erfolg zu erzielen gewesen, dann greift der Erfahrene zu stärkeren Mitteln (Sublimat, Kochsalz, Natriumsalicylat), läßt aber dann besondere Vorsicht walten, beginnt mit kleinsten Dosen, behält den Kranken unter Aufsicht.

Es scheint mir, daß die große Zahl günstig verlaufener Fälle die Ärzte etwas sorglos gemacht hat. Der eine berichtet, daß eine Patientin nach der Einspritzung munter mit ihrem Fahrrad davon gefahren sei, der andere, daß ein Kohlenträger am Tage der Injektion viele Zentner Kohlen in die höchsten Stockwerke tragen konnte. Das sind Übertreibungen, die sich rächen können, wenn einmal unerwarteterweise die Reaktion stärker ausfällt. Wenn den Kranken auch das Herumgehen gestattet wird, so sollten sie doch von größeren Anstrengungen, langen Märschen, Turnen,

Sport abgehalten werden. Auch müssen sie sich vor Traumen, Massage etc. in Acht nehmen. Man muß immer daran denken, daß ein Fall auch einmal ungewöhnlich verlaufen kann. Während normalerweise an der Injektionsstelle sich im Laufe der ersten Woche ein Infiltrat entwickelt, das wenig empfindlich ist, sieht man in anderen Fällen längs einer größeren Vene das Bein ödematös gerötet und schmerzhaft. Es ist das Bild einer Phlebitis, das ja in den meisten Fällen in wenigen Tagen abklingt, aber doch Bettruhe und vor allem Unterbrechung jeder Arbeit erfordert.

Die Injektionsmethode hat natürlich ihre Kontraindikationen. Es ist von allergrößter Bedeutung, daß die Injektion aseptisch durchgeführt werde. Eine Infektion der Vene hat schlimmste Folgen. Daher wird man die Injektion in infiziertem Gebiet, in der Nähe eines Fußgeschwürs, in ekzematöser Haut, innerhalb einer Lymphangitis oder eines Erysipels vermeiden. Selbstverständlich wird man es auch unterlassen, das rein lokale Beinleiden zu behandeln, wenn ein schweres Allgemeinleiden wie Leukaemie, Diabetes, Arteriosklerose oder Erkrankungen der Nieren, der Leber, des Herzens vorliegen. Die Gravidität sieht Linser bemerkenswerterweise nicht als Kontraindikation an, er glaubt durch eine Verödung in den ersten Schwangerschaftsmonaten einer Thrombose und Embolie im Puerperium vorbeugen zu können; doch dürften ihm nicht viele Ärzte in dieser Auffassung folgen. Sehr gewagt scheint mir die Injektion in Fällen, die schon wiederholt Phlebitiden durchgemacht haben. Die Injektion hat ja die Aufgabe, eine leichte Entzündung anzuregen. Ob diese auch in schon infiziertem Gebiet milde verlaufen wird, können wir nie wissen. Endlich ist es auch nicht geraten, bei älteren Menschen einen Eingriff vorzunehmen.

Betreffs der Erfolge sieht man nach den Injektionen oft wunderbare unmittelbare und Dauererfolge. Schon daß sich das Verfahren innerhalb weniger Jahre so verbreitet hat, beweist ja seine Brauchbarkeit. Doch kommt alles auf die richtige Auswahl der Fälle an. Es eignen sich besonders jene Fälle, bei denen vorwiegend die Unterschenkel befallen sind. Nobl und seine Schule vermeiden es wegen der Gefahr der zentral fortschreitenden Thrombose, die Injektion höher als im unteren Drittel des Oberschenkels vorzunehmen. Andere Autoren haben dieses Bedenken nicht. Sicherlich ist jedoch die Vorsicht eines so erfahrenen Fachmannes auf diesem Gebiete, wie es Nobl ist, beachtenswert.

Dagegen sieht Nobl keine Gefahr darin, in ganz große Venensäcke einzuspritzen. Wenn man Dauerheilungen erzielen will, kommt alles darauf an, innerhalb nicht zu langer Zeit sämtliche Kollateralen eines Venengebietes zur Verödung zu bringen. Denn von diesen aus werden die schon verödeten Venen durch das nachdrängende Blut wieder wegsam gemacht. Man darf daher nicht zu lange Zeit zwischen den Injektionen verstreichen lassen. Kleine Skizzen, vor und nach jedem Eingriff angelegt, erleichtern die Feststellung des Erfolges und des weiteren Operationsplanes. Nur wer jeden Fall sorgfältig beobachtet, die Injektionsstellen sorgfältig auswählt, das Verödungsmittel den Besonderheiten des Falles anpaßt, sich durch kleine Zwischenfälle nicht entmutigen läßt und nicht nachgibt, bis wirklich alle größeren Venen verödet sind, wird gute Erfolge aufweisen.

2. Ligatur kombiniert mit Injektion.

Trotz aller Fortschritte bleibt immer noch eine Reihe von Fällen bei der üblichen perkutanen Injektion refraktär. Der Erfahrene wird dem Kranken die Enttäuschung ersparen, indem er die ungeeigneten Fälle schon vorher anderen Behandlungsmethoden zuführt. Hieher gehören vor allem die Fälle mit besonders ausgedehnten Varikositäten am Oberschenkel, ferner jene, die ein dichtes Anastomosennetz aufweisen. Für solche Fälle habe ich ein Verfahren ausgearbeitet, das die Mitte zwischen den großen chirurgischen Verfahren und der einfachen Injektionsbehandlung hält, ambulatorisch durchführbar ist und in günstigen Fällen in einem einzigen Eingriffe volle Heilung bringt. Allerdings erfordert es den Apparat mindestens der kleinen Chirurgie, wie er jeder chirurgischen Ambulanz zur Verfügung steht, aber auch dem Landarzt, der gewöhnt ist, mit Hilfe seiner entsprechend geschulten Gattin oder einer Pflegerin oder der Hebamme kleine Operationen durchzuführen.

Der Kranke wird stehend untersucht und eine kleine Bleistiftskizze der Venenverteilung an der Vorder- oder an der Hinterseite beider Beine angefertigt. Nun wird die h ö c h s t e   s i c h t b a r e   S t e l l e der erweiterten Venen aufgesucht und diese Hautstelle durch feines Ritzen mit einer Nadel markiert. Man läßt den Kranken sich legen und lagert sogar die Beine etwas höher, wodurch die Venen nahezu blutleer werden. Hätte man sich nicht vorher die Operationsstelle mit der Nadel angeritzt, so wüßte man am liegenden Kranken oft nicht einmal, wo die Venen verlaufen. Man desinfiziert nun die betreffende Stelle mit Benzin, Alkohol und schließlich mit Jodtinktur, wobei die geritzte Stelle noch deutlicher hervortritt. Sodann folgt die rhombische Umspritzung mit ½%iger Novokain-Suprarenin-Lösung.

Die kleine Operation verläuft folgendermaßen: Längsschnitt von 4—5 cm Länge, Einlegen eines selbsthaltenden Wundspreizers, Präparation der Vene, Vorziehen der Vene und Anlegen einer Catgutligatur so hoch oben als möglich. Nun wird die Vene im untersten Wundwinkel so weit als möglich mobilisiert und vorgezogen, dann eine Catgutligatur umschlungen, aber nicht geknüpft. Während die Assistentin durch Anziehen dieses Fadens die Vene abklemmt, inzidiert der Operateur die Vene oberhalb des Fadenzügels in der Länge von 2—3 Millimetern und schiebt eine stumpfe Kanüle mit Olivenansatz nach abwärts in die Vene und unter raschem Lüften der losen Schlinge bis unterhalb dieser (Abbildung 5). Nun erfolgt die Injektion von 10—20—30 Kubikzentimetern einer hochkonzentrierten Zuckerlösung. Die Menge der Flüssigkeit wird je nach der Ausdehnung der zu füllenden Venen bemessen, bei Injektion am Oberschenkel natürlich mehr als am Unterschenkel. Bei Hinzufügung von ½ Tropfen 1%igem Suprarenin oder von 0,02 Stryphnon auf 10,0 der Zuckerlösung habe ich weitaus stärkere Reaktion und verläßlichere Verödung festgestellt. Allerdings werden manche Kranke im Momente der Injektion blaß, andere

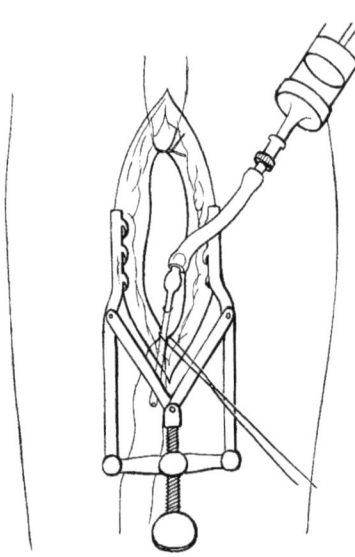

Abbildung 5. Die stumpfe Kanüle liegt in der Vene, ein Fadenzügel hindert das Ausströmen von Blut und Zuckerlösung. Das zwischen Kanüle und Spritze eingeschaltete Gummidrain ist wichtig, da die Hantierung mit der 20 grammigen Spritze schwerfällig ist und eine dünne Venenwand leicht durchrissen wird.

klagen über kurzdauernden Wadenkrampf, doch vergehen diese Erscheinungen rasch. Die Wunde wird mittels Michel'schen Klammern geschlossen und ein durch einige Mastisolstriche fixierter zirkulärer Verband angelegt. Vom Fuß bis an die Operationsstelle pflege ich ferner eine elastische Idealbinde anzuwickeln und glaube, daß auch hiedurch die Wirkung verbessert wird. Da die Ligatur ein Einströmen von Blut von oben her unmöglich macht, die Injektion in die nahezu leere Vene erfolgt und der Kompressionsverband die oberflächlichen Venen zum Kollaps bringt, so ist die Verdünnung des injizierten Mittels aufs Minimum reduziert, so daß große Anteile des Venennetzes auf einmal zur Verödung kommen. Ich habe mehr als 300 Fälle mit Erfolg in dieser Weise behandelt und es ist mir auch bekannt, daß sowohl in Wiener wie in reichsdeutschen Krankenhäusern die Methode weiter angewendet wird, so daß wohl zu hoffen ist, daß sie sich, für gewisse geeignete Fälle angewendet, neben den anderen Methoden ihr Bürgerrecht in der Medizin erwerben wird.

Was die **Erfolge** anlangt, so kann man in etwa $^3/_4$ der nach diesem Verfahren behandelten Fälle einer Dauerheilung feststellen. In einem Teil mußten kleine Nachoperationen erfolgen, ein kleiner Teil ist vollkommen rezidiviert und mußte einer der später zu behandelnden operativen Methoden unterzogen werden. Ich habe erst allmählich gelernt, für jeden Fall von vornehrein die richtige Methode zu wählen. Gegenwärtig pflege ich besonders jene Fälle, bei denen das am Unterschenkel nachweisbare Netz mit **einem** großen Hauptstamm der Vena saphena magna zusammenhängt, der Injektionsbehandlung zu unterziehen. Dagegen werden jene Fälle, bei denen überdies Anastomosen mit der Vena saphena parva bestehen, den radikalen Operationsmethoden vorbehalten. Die Technik hat sich in letzter Zeit auch darin geändert, daß ich am Oberschenkel viel größere Stücke der Vena saphena magna (bis etwa 10 Zentimeter) reseziere, was auch ambulatorisch leicht durchführbar ist. Das ist notwendig, weil leicht wieder eine Anastomose zwischen den ligierten Venenwänden zustandekommt, wenn sie zu nahe bei einanderliegen. Von dem Verfahren ausschließen soll man jene Fälle, bei denen die Venen schmal und dünnwandig sind. Ein Erfolg ist eben nur dann zu erwarten, wenn man von einer Stelle aus das ganze Venennetz anfüllen kann. Das gelingt aber nur dann, wenn das Lumen der Gefäße weit genug und die Wand so widerstandsfähig ist, daß man mit einigem Druck injizieren kann. Die Venen müssen die doch etwas dickliche Zuckerlösung einerseits durchlassen, anderseits durch ihre Kontraktion weiterschieben. In geeigneten Fällen sieht man die Füllung der Venen bis an den Fuß vorrücken und besonders bei Zugabe von Suprarenin (Stryphnon) die Venen als weiße Streifen durch die Haut schimmern. Sehr oft zeigt der Kollaps der großen Venenstränge den guten Erfolg unmittelbar nach der Injektion an. Nach etwa 4 Tagen werden die Wundklammern entfernt, wobei man die Venen als harte, ein wenig empfindliche Stränge fühlt. Noch nach Monaten zeigen oft pigmentierte Streifen die Stelle der verödeten Venen. Die vollkommene Obliteration erfolgt bei fingerdicken Venen natürlich nur allmählich, so daß man erst nach 2—3—4 Monaten von der wirklichen Heilung sprechen kann. Die Narben an der Ligaturstelle sind nach einem Jahr kaum mehr auffällig.

3. Die operative Ausrottung der Krampfadern.

Von der Voraussetzung ausgehend, daß die auf der Venenwand lastende Säule die Hauptursache der Dehnung sei, hat Trendelenburg seinerzeit empfohlen, die Saphena möglichst nahe an ihrer Einmündung in die Femoralis zu unterbinden oder noch besser ein Stück zu resezieren. Man glaubte eine Zeitlang, daß diese Unterbrechung der rückläufigen Blutströmung genügen könnte, um das Leiden zu beheben. Doch zeigte es sich bald, daß die Besserung nach dieser Operation in der Regel nur vorübergehend war. Es stellten sich nach kurzer Zeit durch Anastomosen der zurückgelassenen Teile der Saphena mit den tiefen Venen die alten Verhältnisse wieder her.

Man ging nun zu dem höchst radikalen Verfahren über, das Madelung angegeben hat. Durch einen langen Schnitt, der von der Schenkelbeuge bis an den inneren Knöchel reichte und dem nach Bedarf noch seitliche Quer- und Schrägschnitte beigefügt wurden, legte man die erweiterten subkutanen Venen bloß und entfernte gründlich alle sichtbaren Venen. Die Längsnarben, die nach solchen Operationen entstehen, sind scheußlich, neigen zur Schrumpfung, können dadurch die Bewegung hindern und sind auch oft schmerzhaft. Und trotz des großen Eingriffs hat man auch bei diesem Verfahren nicht die Genugtuung, alle subkutanen Venen des Unterschenkels unterbunden zu haben, so daß ein Rezidiv immer noch möglich ist. Es ist klar, daß nur das Bein umkreisende

Schnitte wirklich alle Seitenäste der großen Venen treffen können, deshalb wende ich nur mehr das nun zu beschreibende Verfahren an, das vom kosmetischen Standpunkte dem früheren überlegen, auch in bezug auf die Dauerheilung sich seit 20 Jahren bestens bewährt hat.

Am Oberschenkel handelt es sich meistens um einen einzigen Venenstrang. Dieser kann nach der von Narath neu empfohlenen sog. K n o p f l o c h m e t h o d e leicht entfernt werden, wenn die Vene weit, nicht allzugeschlängelt und nicht leicht zerreißlich ist. Man lege die Saphena am höchsten sichtbaren Punkte mit einem 5 bis 6 Zentimeter langen Schnitte bloß, also nicht grundsätzlich an ihrer Einmündung in die Femoralis. Die Vene wird zentral unterbunden und durchschnitten, in das periphere Lumen wird eine derbe geöhrte Knopfsonde von etwa 25 Zentimeter Länge eingeführt und in der Vene soweit als möglich vorgeschoben. In günstigen Fällen gelangt diese bis unter Kniehöhe. Hier fühlt man den Knopf der Sonde durch die Haut und schneidet auf ihn ein. Man eröffnet die Vene und legt den Knopf der Sonde frei. Nun wird an der oberen Wunde durch das Öhr der

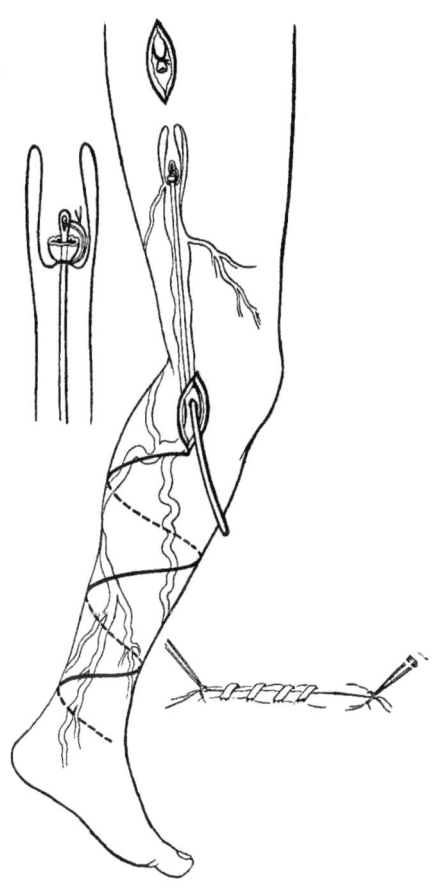

Abbildung 6. Die Invagination der Vene unter dem Zug der Sonde hat begonnen.

Links: Die Venenligatur ist am Sondenöhr befestigt.

Rechts: Die Michel'schen Klammern werden an der durch Seidennähte als Fadenzügel gespannten Haut angelegt.

Sonde ein starker Seidenfaden gezogen, geknüpft und dann die Sonde unten so weit aus der Vene vorgezogen, daß ihr oberes Ende eben in der Vene verschwindet. Der Seidenfaden wird nun um die Vene geschlungen und festgeknüpft. Zieht man nun langsam am unteren Ende der Sonde, so invaginiert sich die Vene oben in ihr eigenes Lumen. Man kann unter der Haut die Invagination fortschreitend nach unten verfolgen (Abbildung 6). Manchmal fühlt die ziehende Hand einen Widerstand; dann soll langsam und vorsichtig weitergezogen werden, bis der Widerstand mit einem Ruck nachgibt. Es handelt sich in diesem Falle um das Abreißen eines Seitenastes der Vene, der die Invagination gehindert hat. Die Blutung eines solchen abgerissenen Venenastes ist nie bedeutend, steht (wahrscheinlich infolge der Kontraktion des Gefäßes) von selbst oder auf leichte Kompression. So gelingt also die Entfernung des Oberschenkelteiles der Vene von zwei kleinen Schnitten aus.

Am Unterschenkel empfiehlt sich der von dem Würzburger Professor der Chirurgie Rindfleisch angegebene Spiralschnitt in einer von mir modifizierten Form. Der Methode liegt der Gedanke zugrunde, durch einen S p i r a l s c h n i t t, welcher den Unterschenkel mehrmals umkreist, a l l e subkutanen Venen bloßzulegen und mehrfach zu ligieren. Um jedes Widerzusammenwachsen der Venen zu verhindern, glaubte aber Rindfleisch auch noch das hinzufügen zu müssen, daß er die Wunde nicht nähte, sondern durch Granulation heilen ließ. Das erfordert eine schmerzhafte Nachbehandlung von vielen Monaten, die nur im Krankenhause durchführbar ist. Es resultiert zuletzt eine spiralige Furchennarbe, die stark entstellend wirkt. Diese Nachteile der Methode dürften ihrer allgemeinen Anerkennung im Wege gestanden haben. Nun können wir alle Vorteile der Methode ohne ihre Nachteile gewinnen, wenn wir die Spiralwunde nicht offen lassen, sondern s o f o r t n ä h e n. Nach 8 Tagen werden die Wundnähte entfernt, nach 14 Tagen kann der Kranke seinem Berufe nachgehen. Nach Jahr und Tag sind die zarten spiraligen Narben kaum mehr sichtbar.

Die Gründlichkeit der Venenausrottung ist auf folgende Weise zu erreichen. Es werden in der Regel nur drei Spiraltouren um den Unterschenkel geführt, und zwar von dem unteren zum Vorziehen der Saphena magna des Oberschenkels bestimmten Schnitte ausgehend, zunächst um die Wade nach außen (siehe Abbildung 6), dann über die Tibiakante nach vorne u. s. f., w obei die Anastomosen zur Saphena parva zu entfernen sind, bis an den Knöchel. Die Varizen des Fußrükkens bilden sich meistens von selbst zurück. Sollten sie ausnahmsweise besonders stark entwickelt sein, so müssen sie von besonderen Schnitten aus einzeln entfernt werden. Ist also der Spiralschnitt angelegt, so werden sorgfältig alle subkutanen Venen aufgesucht. Zu diesem Zwecke ist es notwendig, den Hautschnitt bis auf die Faszie zu führen, wobei, wenn möglich, die größeren subkutanen Hautäste der Nerven zu schonen sind. Die stark erweiterten Krampfadern soll man nicht bloß ligieren, man ziehe auch die zwischen den einzelnen Spiralen liegenden Teile der Venen unter den Hautbrücken durch und entferne sie. Die kleineren Venen werden vor der Unterbindung innerhalb der Wunde so weit als möglich reseziert. Auf diese Weise wird das subkutane Venennetz so weitgehend zerstört, daß eine Wiederherstellung des Zusammenhanges der Venen in der denkbar radikalsten Weise verhindert ist. Allerdings erfordert eine solche Operation viel Geduld und Zeit. Die einseitige Operation dauert etwa zwei Stunden, die beiderseitige 3—4 Stunden. Daher empfiehlt es sich, im allgemeinen in Narkose zu operieren, wenn auch die einseitige Operation in Lokalanästhesie durchgeführt werden kann. Da die Operation nur bei sonst gesunden Menschen in Betracht kommt und eine oberflächliche Narkose, oft sogar eine Art Ätherrausch (0,02 Morphin eine Stunde vor der Operation und 50—60 Kubikzentimeter Äther pro Stunde) genügt, so ist nicht einzusehen, warum man die ohnehin schwierige Operation durch die Lokalanästhesie komplizieren und die Wundheilung durch die vielfachen Stiche gefährden soll.

Einige Worte müssen noch der nicht ganz einfachen Naht der riesigen Spiralwunde gewidmet werden. Seidenknopfnähte würden zu lange dauern. Man nähe mit Michel'schen Klammern und setze nur alle 10 Zentimeter eine Seidennaht dazwischen. Das hat folgenden Vorteil: Es werden zunächst die Seidennähte in entsprechender Distanz angelegt und ihre Fäden lang gelassen. Indem nun der Assistent die Fäden von je zwei benachbarten Knopfnähten anspannt, wird die dazwischenliegende Hautstrecke gespannt und so die Anlegung der Klammern erleichtert. Auch die Entfernung der Klammern ist wegen der großen Zahl keine kleine Aufgabe. Die Klammern dürfen nicht zu lange liegen bleiben, da sie sonst kleine Druckgeschwüre erzeugen. Man beginne am sechsten Tage mit der Entfernung einzelner Klammern und ersetze sie durch kleine, in Collodium elasticum getauchte Wattestreifchen. So werden täglich einige Klammern entfernt, die Fäden bleiben bis zum 10. Tage liegen, damit die unter Spannung genähten Spiralen nicht auseinanderweichen.

4. Die Behandlung der Folgekrankheiten.

Alle Folgekrankheiten werden aufs günstigste beeinflußt, wenn es gelingt, die venöse Stase zu beheben, sei es durch Bettruhe oder Kompressionsverbände oder durch Verödung oder Operation der Varizen. Doch müssen alle diese Maßnahmen zurückgestellt werden, wenn akute Zustände ihre besondere Behandlung fordern. Erysipel, Lymphangitiden werden mit Bettruhe, Umschlägen von 5%iger essigsaurer Tonerde (noch besser mit gleichen Mengen Franzbranntwein gemengt) behandelt. Abszesse, Phlegmonen müssen inzidiert werden. Die verschiedenen Formen der Dermatitis müssen nach den Grundsätzen der Dermatologie behandelt werden. Akute nässende Ekzeme erfordern Bettruhe, kühlende Umschläge mit schwachen (2%) Resorzinlösungen oder mit sehr schwach verdünnter (1%) essigsaurer Tonerde oder mit Kamillentee sind im akutesten Stadium angezeigt. Dann geht man zu kühlenden Salben über, z. B. zur Lassarschen Paste oder der von Nobl angegebenen Kühlpaste (Zinc. oxydat., Creta aa 30,00, Ol. Lini., Aqu. Calcis aa 20,00). Bei weiterer Beruhigung des Entzündungsprozesses der Haut wendet man die Trockenbehandlung mit Pulvern an, z. B. Amylum, Talcum, Zinkoxyd, Kieselgur. Bei chronischen Ekzemen muß man wie immer das individuell am besten passende Mittel durch Versuche finden. Salben mit Zugaben von Teer, Resorzin, Salicylsäure müssen in vielfacher Variation erprobt werden. Bei Impetigo bewährt sich die Diachylonsalbe Hebras immer noch am besten. Die Lassarsche Paste mit einem Zusatz von 10% Cehasol wird viel gelobt. Seifenbäder und gründliche Reinigungen mit Benzin müssen von Zeit zu Zeit alle Salbenreste und Krusten beseitigen.

Ulcus cruris.

Die erfolgreiche Behandlung des Ulcus cruris erfordert Überlegung und sorgfältige Beachtung vieler Umstände. Vor allem denke man daran, daß nur bei gutem Allgemeinzustande die Heilung einer Wunde möglich ist, die unter den denkbar ungünstigsten lokalen Bedingungen steht. Besteht Diabetes, Nephritis, Tuberkulose oder Syphilis, so müssen diese Leiden gleichzeitig spezifisch behandelt werden. Im übrigen richtet sich die Behandlung des Fußgeschwürs nach dem Stadium, in dem wir es zu Gesicht bekommen. Die Kranken haben sich ja meistens eine längere Zeit selbst behandelt, ehe sie ärztliche Hilfe aufsuchen. Demenstprechend ist das Ulcus recht verwahrlost. Die Wundfläche ist mit einem schmierigen, grau-grünlichen Fibrinbelag bedeckt, die Ränder sind scharfrandig. Die Umgebung ist infolge von Erysipel oder Lymphangitis geschwollen und gerötet. In solchen Fällen verordne man Bettruhe, Hochlagerung des Beines und Umschläge mit 3—5%iger essigsaurer Tonerde (3%iger Alsollösung). Nur zu oft ist die Bettruhe nicht durchzusetzen; dann müssen wir den Kranken ambulatorisch behandeln, raten ihm jedoch, soviel als möglich zu liegen oder wenigstens mit hochgelagertem Beine zu sitzen. Ist die Entzündung in der Umgebung des Geschwürs abgeklungen, dann müssen wir die vollständige Reinigung der Wunde anstreben. Antiseptische Pulver und Salben aller Art wurden empfohlen. Doch wird man in verzweifelten Fällen immer wieder mit Erfolg zum altbewährten Jodoform greifen, das zwar wegen seines üblen Geruches nicht beliebt ist, aber meistens in wenigen Tagen auch die schmierigsten Wunden reinigt, wenn es nur in dünnster Schicht aufgestäubt wird.

Unter den Salben bewährt sich zur Anregung guter Granulationsbildung die 5—10%ige (!) gelbe Präzipitatsalbe, in späteren Stadien die 1%ige Lapissalbe. Andere Salben haben ihre besonderen Indikationen. Wenn z. B. ein Geschwür nach einer Zeit rascher Verkleinerung jede Heilungstendenz verliert, die Ränder scharf und kallös werden, jeder Epithelsaum fehlt, dann ist das ein Zeichen dafür, daß die Gefäßversorgung in dem narbigen Gewebe mangelhaft geworden und eine Heilung ohne Beseitigung oder Erweichung der kallösen Ränder nicht zu erwarten ist. In solchen Fällen hat man früher Grund und Ränder des Geschwürs mit dem Messer oder dem Thermokauter abgetragen, was unter Lokalanaesthesie mit ½%iger Novokainsuprareninlösung leicht durchführbar ist. Man schafft damit neue, gut durchblutete Wundränder, von denen aus die Heilung wieder besser vonstatten gehen kann. In letzter Zeit haben wir in einer von Dr. Röhm vertriebenen Salbe (unter diesem Namen in den Apotheken erhältlich), welche **Pankreasferment** enthält, ein Mittel zur Erweichung kallöser Ränder kennen gelernt, durch welches eine solche Operation oft überflüssig wird. — Besteht in der Nachbarschaft eines Geschwürs ein hartnäckiges Ekzem, so verbinden wir Geschwür und Umgebung mit dickaufgestrichener Zinksalbe (mit einem Zusatz von 10% Cehasol oder von 2% Resorzin). Auch reines Cehasol oder Perubalsam kann man mit Vorteil auf das Ulkus tropfen und dieses dann mit einem Billrothbattistfleck bedecken. Wenn das Geschwür schon stark verkleinert ist und wenig sezerniert, geht man zur Behandlung mit Pulvern (Dermatol, Bolus, Kohle usw.) über.

Am besten wird die Heilung von Fußgeschwüren durch Anlegung gut komprimierender Verbände, vor allem des **Zinkleimverbandes**, gefördert. Solche Verbände werden aber erst dann vertragen, wenn die infektiös-entzündlichen Prozesse und auch der ekzematöse Reizzustand der Haut abgeklungen sind. Ferner, solange ein Geschwür einen großen Teil des Beinumfanges einnimmt, ist die Sekretion meistens so profus, daß ein Zinkleimverband bald erweicht und fast täglich erneuert werden müßte. Der beste Zeitpunkt zur Anlegung eines solchen Verbandes ist dann gegeben, wenn das Geschwür gereinigt und soweit verkleinert ist (etwa 5—6 Zentimeter im Durchmesser), daß ein **gefensterter** Kompressionsverband angelegt werden kann. Denn nun kann der Verband viele Wochen, am besten bis zur Heilung des Geschwürs, liegen bleiben, während dieses selbst in dem ausgeschnittenen Fenster des Verbandes der Behandlung zugänglich bleibt. Nur wenn der Verband infolge der Abschwellung des Beines zu locker wird, muß er erneuert werden.

Der Kompressionsverband wird folgenderart angelegt: Der Kranke wird auf einen Operationstisch gelagert, wobei das durch Seifenbad und Benzin gut gereinigte Bein mit der Ferse auf eine kleine Stütze aufgelegt wird, die sich auch leicht mit einer Cramerschiene improvisieren läßt. Der Zinkleim, nach einem der üblichen Rezepte hergestellt oder fertig (Firmen Beiersdorf und Helffenberg) gekauft, wird in einem Wasserbade verflüssigt und unter Freilassung des Geschwüres nicht allzu heiß mit dem Pinsel rasch auf den ganzen Unterschenkel aufgetragen. Dann legt man auf das Geschwür einen großen Mulltupfer und wickelt hierauf den ganzen Unterschenkel vom Fuß anfangend mit einer Mullbinde ein. Auf die erste Binde folgt ein zweiter, dann ein dritter Zinkleimaufstrich, darüber jedesmal eine Mullbindeneinwicklung. Die Stelle des Geschwürs ist deutlich daran kenntlich, daß der Gazetupfer eine Vorwölbung an dem Verband erzeugt. An einem der nächsten Tage schneidet man an dieser vorgewölbten Stelle ein und legt das Geschwür frei. Die Ränder dieses Fensters werden mit Heftpflaster und einigen Bindentouren verstärkt. An Stelle des Zinkleims wurden auch Pasta peptonata (Schleich), Wasserglas und Heftpflaster empfohlen. Der Zinkleimverband hat sich aber allen anderen überlegen erwiesen. Doch sei bemerkt, daß, wo alle anderen Behelfe fehlen, ein gefensterter Verband mit der einfachen Organtinbinde (über einer Mullbinde als Unterlage) ebenso gut komprimiert, wie der beste Zinkleimverband und die Fußgeschwüre zur Heilung bringt. Auch von Mastisolverbänden wird ähnliches berichtet.

Rezept nach Unna:
Rp.
Gelatin. alb.
Zinc. oxydat.   aa 30,0
Glycerini   50,0
Aq. comm.   90,0

Rezept nach Nobl:
Rp.
Gelatin.   30,0
Zinc. oxydat.
Glycerini   aa 50,0
Aquae   90,0

Bei größeren Geschwüren müssen wir ein so großes Fenster in den Kompressionsverband schneiden, daß er gerade in der Gegend des Geschwürs locker anliegt und keinen Druck ausüben kann. In diesen Fällen greifen wir zur Schwammkompression. Es wird auf das Geschwür ein Salbenfleck gelegt und darüber ein Stück künstlicher Gummischwamm (Faktiß) von entsprechender Größe und Form aufgelegt und mit einer Mullbinde fest angepreßt. Man kann natürlich auch gewöhnlichen Badeschwamm verwenden, doch ist dieser nicht so leicht zu desinfizieren (in Sublimatlösung) und muß daher oft erneuert werden.

Es gibt auch eine physikalische Behandlung der Fußgeschwüre, die man, in chronischen Fällen kombiniert, mit den anderen Methoden zur Anwendung bringen kann. Heiße Bäder, Dampfduschen, Diathermie wirken hyperämisierend, ebenso Schlamm-, Moor- Fangopackungen. Bestrahlungen mit natürlichem Sonnenlicht, wie auch mit der künstlichen Höhensonne, können die Granulationsbildung fördern. Dagegen wird man Röntgenbestrahlungen an so schwer geschädigten Geweben lieber vermeiden. Auch Massage kann in gewissen Fällen zur Lockerung des Narbengewebes in Betracht kommen.

Wiederholt wurde die Deckung der Geschwüre mit gestielten

und frei transplantierten Hautlappen nach Thiersch vorgeschlagen. Ein Erfolg kann nur erwartet werden, wenn es gelingt, alles kallöse Gewebe zu entfernen und die Lappen auf eine gut ernährte Unterlage zu legen.

Ist das Geschwür gereinigt, so kann man auch durch eine der oben geschilderten Injektionsmethoden die Varizen veröden und dadurch die Heilung des Geschwürs beschleunigen. Große Venenresektionen wird man in der Nachbarschaft eines Geschwürs nicht gerne ausführen, doch kann es Fälle geben, wo auch das indiziert ist. Dagegen ist es wohl niemals notwendig, eine Amputation wegen ausgedehnter Fußgeschwüre vorzunehmen, und man sollte glauben, daß diese Indikation endlich verschwinden wird.

Die rezidivierende Thrombophlebitis.

Sind die Venen des Beines einmal schwer infiziert worden, dann müssen wir in allen unseren Maßnahmen darauf Rücksicnt nehmen. Die Injektionsbehandlung läuft in solchen Fällen Gefahr, einen akuten Nachschub der Phlebitis auszulösen. Langes Krankenlager, jedes Trauma, sowie Überanstrengung lassen die Entzündung immer wieder aufflackern. Die Krankheit ist bei den Ärzten mit Recht gefürchtet, da sich leicht eine zentral fortschreitende Thrombose und eine Lungenembolie oder aber eine Verschleppung infizierter Thromben und eine allgemeine Pyaemie anschließen können. Die Kranken werden daher zu strengster Bettruhe verurteilt, und es ist für den Arzt und auch für die zu Rate gezogenen Consiliarii nicht leicht zu entscheiden, wann ein solcher Kranker nun wieder aufstehen darf. Wiederholt trifft man Patienten (es sind meistens Frauen), die ein halbes Jahr und mehr im Bette liegen, beide Beine auf Kissen hochgelagert, ödematös bis an das Becken, in absoluter Ruhigstellung. Der Kranken bemächtigt sich oft eine tiefe Schwermut, da sie ihren Haushalt vernachlässigen müssen und kein Ende ihres Leidens sehen können. Ich habe in einigen Fällen den Mut gehabt, den Vorschlag zu machen, daß man langsam mit Bewegungen anfange, die Beine allmählich tiefer lege und dann von Tag zu Tag steigernd systematisch alle Muskeln übe, um endlich auch das Aufstehen zu ermöglichen. Diesem Vorschlage lag folgende Erwägung zugrunde: Die entzündlichen Erscheinungen waren in diesen Fällen ganz abgeklungen, keine Schmerzen, keine empfindlichen Infiltrate. Die Ödeme waren nur mehr Zeichen der Lymphstauung, welche wieder eine Folge des absoluten Verbotes jeder, auch der kleinsten Bewegung war. Solche Erfahrungen zeigen, wie ratlos die Ärzte dieser unberechenbaren Krankheit gegenüberstehen und wie in der Angst vor der Embolie oft zu weit gegangen wird. Meistens sind es die Kranken, die in ihrer Ungeduld lieber ein Ende mit Schrecken, als einen Schrecken ohne Ende haben wollen und die Frage aufwerfen, ob denn das immer wiederkehrende Leiden nicht radikal zu heilen wäre. Ich habe in einigen Fällen kurz nach dem Abklingen der schwersten entzündlichen Erscheinungen die Rindfleisch'sche Operation (Seite 24) durchgeführt und hatte die Freude, volle Dauerheilung zu erzielen. Doch wurde von radikalen Chirurgen (Schnitzler, Büdinger) auch im akuten Stadium bei der fortschreitenden Thrombose sowohl, wie bei der Phlebitis ein radikaleres Vorgehen versucht. Wenn man bedenkt, daß bei der otogenen Sepsis und beim Puerperalprozeß die Abriegelung des infektiösen Herdes durch Ligatur der infizierten Venenstämme und Ausräumung infizierter Thromben mit Erfolg durchgeführt wird, so liegt es nahe, auch bei der Thrombose und Thrombophlebitis der Beinvenen, die so oft zum letalen Ende führen, eine vorbeugende Operation zu versuchen. Die Operation ist auch in Lokalanästhesie ausführbar und besteht in der Inzision der Vene und Ausräumung der Thromben. Das weitere Vorgehen hängt von den Umständen ab. Muß man einen Thrombus aus der Vena femoralis extrahieren, so wird man sich die Frage vorlegen müssen, ob nicht durch die Naht die Venenwand wiederhergestellt werden kann. Bei oberflächlichen Venen wird man das Gefäß einfach unterbinden. Bei schwer infizierten Venen wird das Verfahren Büdingers: Spaltung einer oder mehrerer Venen, Ausräumung der infizierten Thromben und Offenlassen der Wunden, das empfehlenswerteste sein.

In letzter Zeit wurde vorgeschlagen, die Blockade der Vene zentral von einem thrombosierten Venenbezirk in der Weise vorzunehmen, daß man eine verödende Injektion in den proximalen Teil der Vene vornehme. Ich muß gestehen, daß ich den Mut solchen Vorgehens bewundere, mich aber nicht dazu entschließen könnte, es nachzuahmen.

Behandlung der Lungen-Embolie.

Die Kühnheit der modernen Chirurgie hat sich auch an die operative Beseitigung der Embolie aus den Lungenarterien gewagt. Das von Trendelenburg zunächst an der Leiche ausgearbeitete Verfahren besteht in Bloßlegung des Herzens und Umschlingung des Truncus arteriosus mit einem Gummischlauch, worauf eine kleine Inzision in die Arteria pulmonalis und die Extraktion der Emboli aus beiden Ästen der Lungenschlagader möglich wird. Die Operation wurde bereits einigemale unmittelbar nach Eintritt der Erstickung mit Erfolg ausgeführt, natürlich viel öfter ohne Erfolg. Es ist klar, daß nur dann, wenn die Embolie in einem wohleingerichteten Krankenhaus passiert und der Kranke sofort in den Operationssaal gebracht und operiert wird, eine Aussicht auf Wiederbelebung besteht.

Man muß aber auch wissen, daß außer den Fällen von Lungenembolie, die durch den massigen Verschluß der Lungenarterien sofort zum Tode führen, auch Embolien vorkommen, bei denen zwar schwerste Dyspnoe auftritt, aber doch noch etwas Zirkulation in der Lunge bestehen bleibt. Solche Kranke kann man retten, wenn man ihnen konsequent, wenn es nötig ist, durch mehrere Tage Sauerstoff zuführt und das Herz durch Kampfer, Strychnin, Koffein, Hexeton usw. stärkt, durch Lobelin die Atmung anregt und dazwischen die Aufregung durch Trivalininjektionen mindert, wie es vor kurzem Lotheissen mit Erfolg durchgeführt hat.

Elephantiasis.

Die Behandlung der Elephantiasis hat als wesentliches Ziel die Beseitigung der Lymphstauung. Man lagert die Beine sehr hoch auf Kissen, wickelt mit elastischen Binden energisch komprimierend von unten nach oben und sieht dann im Laufe von 3—4 Wochen ein allmähliches Abschwellen der Beine, die aber sofort wieder anschwellen würden, wenn man die Kranken wieder herumgehen ließe. Von den vorgeschlagenen Operationen, die die Lymphstauung durch Schaffung neuer Abflußwege radikal beseitigen wollen, scheint die Exzision von Faszienstreifen nach Lanz die beste theoretische Grundlage zu haben. Man wird am besten so vorgehen, daß man nach entsprechender Vorbereitung durch Kompression und Hochlagerung die beschriebene modifizierte Rindfleischsche Operation (Seite 24) ausführt und bei dieser Gelegenheit an mehreren Stellen in die oberflächliche Faszie Fenster hineinschneidet. So werden durch einen Eingriff die erweiterten Venen teils beseitigt, teils unterbunden und gleichzeitig dem Abfluß der Lymphe nach den tiefen Lymphbahnen neue Wege eröffnet.

Kritische Schlußbemerkungen.

Es ist bemerkenswert, daß die Anhänger der Injektionstherapie alle Angst vor der Embolie verloren haben. Es ist dies leicht erklärlich, da sie ja täglich Injektionen vornehmen und ohne schädliche Folgen viele Tausende von Kranken behandelt haben. Die Kranken dürfen gleich nach dem Eingriffe nach Hause gehen, sie sind in der Regel in ihrem Berufe nicht gestört und selbst bei ausgedehnter Thrombose wird nicht unbedingte Ruhe eingehalten, sondern nur eine Schonung der Extremität gefordert. Vereinzelte Fälle von Embolie nach Verödungstherapie mit oder ohne tödlichem Ausgang, die in der Literatur bekanntgegeben wurden, beweisen allerdings, daß es eine absolute Garantie gegen das Eintreten dieser bösen Komplikation nicht gibt. Doch ist der Prozentsatz dieser ominösen Fälle ein so kleiner gegenüber der übergroßen Zahl der günstig verlaufenen, daß man wohl sagen darf, daß die Verödungstherapie trotz gelegentlich vorkommender Unglücksfälle ihren Platz in der Therapie der Varizen behalten wird. Man muß bedenken, daß ja auch bei den einfachsten chirurgischen Eingriffen, z. B. der Trendelenburgschen hohen Ligatur der Vena saphena magna tödliche Embolien beobachtet wurden. Solche Unfälle müssen wohl zur Vorsicht mahnen, sie können aber sonst bewährte Verfahren nicht mehr diskreditieren. Man wird es allerdings als gewagt ansehen, wenn ein Arzt die Kranken nach der Veneninjektion mit dem Rad nach Hause fahren läßt, wie es ein Autor mit besonderem Stolze berichtet. Auch die Injektionen an Schwangeren muß man als unvorsichtig werten. Man wird auch fordern müssen, daß das Verfahren nicht als gelegentliche Operation von irgend einem Arzt ausgeführt werde. So einfach der Eingriff erscheint, so erfordert er doch Erfahrung in der Indikationsstellung und Übung in der Technik. Man muß also erwarten, daß alle, die sich der neuen Therapie der Varizen zuwenden wollen, die erforderliche Übung unter Anleitung eines auf diesem Gebiete Erfahrenen erwerben.

Die Abgrenzung der einzelnen Methoden ist noch nicht endgültig erfolgt. Dennoch kann man schon sagen, daß die Erfahrenen sich darüber klar sind, welche Fälle der operativen Behandlung vorbehalten sind. Es sind jene, bei denen maximal erweiterte Venen ein dichtes anastomosierendes Netz bilden, das sich auch bis hoch auf den Oberschenkel erstreckt. Wenn sich eine Vena saphena magna bis ins untere Drittel des Oberschenkels als erweitert erweist, pflegt man noch eine Injektionstherapie zu wagen; im übrigen beschränkt sie sich hauptsächlich auf die Varizen der Unterschenkel. Da die Therapie der Chirurgen meistens ein mehrwöchiges Krankenlager erfordert und wegen der oft ausgedehnten Narbenbildung auch bei den Kranken nicht sehr beliebt ist, schien es mir wichtig, ein Verfahren zu schaffen, das auch bei schwereren Fällen anwendbar ist und doch noch ambulatorisch ausgeführt werden kann. Es ist die von mir angegebene Ligatur der Vene am höchsten Punkte mit gleichzeitiger Füllung der Venen und ihrer Verzweigungen mit größeren Mengen konzentrierter Zuckerlösungen. Bei richtiger Auswahl der Fälle wird sich das Verfahren gut bewähren. In den schwersten Fällen hat sich der modifizierte Spiralschnitt nach Rindfleisch mit sofortiger Naht der Wunde als das verläßlichste Verfahren bewährt.

Verlag von Julius Springer, Berlin und Wien

Therapie innerer Krankheiten. Von Professor Dr. Alfred Goldscheider, Geheimer Medizinalrat, Berlin. (Bildet Band XIII der „Fachbücher für Ärzte", herausgegeben von der Schriftleitung der „Klinischen Wochenschrift".) VIII, 420 Seiten. 1929.
Gebunden RM 28,80
Die Bezieher der „Klinischen Wochenschrift" erhalten die Fachbücher für Ärzte mit einem Nachlaß von 10%.

Blutkrankheiten. Eine Darstellung für die Praxis. Von Prof. Dr. Georg Rosenow, Oberarzt an der Medizinischen Universitäts-Klinik in Königsberg i. Pr. (Bildet Band XI der „Fachbücher für Ärzte", herausgegeben von der Schriftleitung der „Klinischen Wochenschrift".) Mit 43 zum Teil farbigen Abbildungen. VIII, 260 Seiten. 1925. Gebunden RM 27,—
Die Bezieher der „Klinischen Wochenschrift" erhalten die Fachbücher für Ärzte mit einem Nachlaß von 10%.

Die Krankheiten des Herzens und der Gefäße. Von Dr. Ernst Edens, a. o. Professor an der Universität München. Mit 239 zum Teil farbigen Abbildungen. VIII, 1057 Seiten. 1929.
RM 66,—; gebunden RM 69,—

Die Krankheiten des Herzens und der Gefäße. Ein kurzgefaßtes praktisches Lehrbuch von Heinrich Hochhaus †. Bearbeitet und herausgegeben von Dr. G. Liebermeister, leitendem Arzt der Inneren Abteilung des Städtischen Krankenhauses Düren. Mit 72 Textabbildungen. VI, 313 Seiten. 1922.
RM 8, ; gebunden RM 10,—

Grundriß der gesamten Chirurgie. Von Professor Dr. Erich Sonntag, Vorstand des Chirurgisch-Poliklinischen Instituts der Universität Leipzig. Ein Taschenbuch für Studierende und Ärzte. (Allgemeine Chirurgie, spezielle Chirurgie, Frakturen und Luxationen. Operationskurs. Verbandlehre.) Zweite, vermehrte und verbesserte Auflage. XX, 937 Seiten. 1923. Gebunden RM 14,—

Die Chirurgie des Anfängers. Von Dr. Georg Axhausen, a. o. Professor für Chirurgie an der Universität in Berlin. Vorlesungen über chirurgische Propädeutik. Mit 253 Abbildungen. IV, 443 Seiten. 1923. Gebunden RM 14,—

(B) **Aus der chirurgischen Praxis.** Von Dr. med. John Blumberg, Dorpat. Ratschläge und Winke für angehende Chirurgen. VI, 83 Seiten. 1922. RM 2,—

(B) **Fuß und Bein,** ihre Erkrankungen und deren Behandlung. Von Dr. med. Georg Hohmann, Privatdozent für orthopädische Chirurgie in München. Mit 71 zum Teil farbigen Abbildungen im Text und 17 Tafeln. VIII, 182 Seiten 1923. Steif kart. RM 10,50

Die mit (B) bezeichneten Werke sind im Verlage von J. F. Bergmann, München, erschienen.

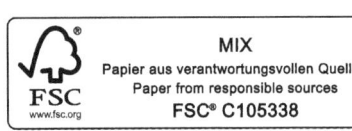

If you have any concerns about our products,
you can contact us on
ProductSafety@springernature.com

In case Publisher is established outside the EU,
the EU authorized representative is:
**Springer Nature Customer Service Center GmbH
Europaplatz 3, 69115 Heidelberg, Germany**

Printed by Libri Plureos GmbH
in Hamburg, Germany